VILLE DE VAUCOULEURS

RÈGLEMENT

de l'Abattoir Public et de la Boucherie

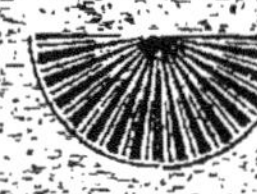

NEUFCHATEAU
Imprimerie Jules TOCQUARD
2 bis, Rue de l'Hôpital

1909

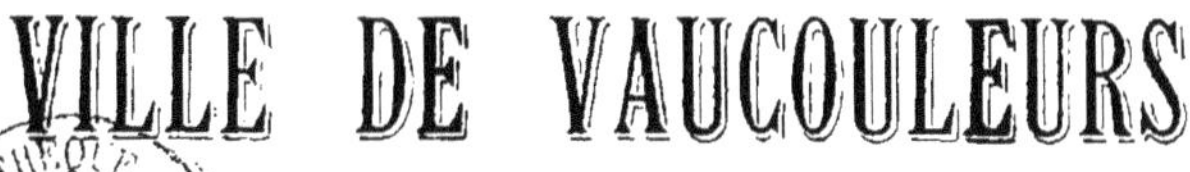

VILLE DE VAUCOULEURS

RÈGLEMENT

de l'Abattoir Public et de la Boucherie

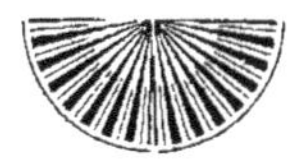

NEUFCHATEAU
IMPRIMERIE JULES TOCQUARD
2 bis, Rue de l'Hôpital

1909

DÉPARTEMENT
DE LA MEUSE

ARRONDISSEMENT
DE COMMERCY

VILLE DE VAUCOULEURS

RÈGLEMENT

DE

l'Abattoir public et de la Boucherie

Le Maire de la Ville de Vaucouleurs

Vu les lois des 16-24 Août 1790, 19-22 Juillet 1791.

Vu le livre IV du Code pénal article 471 n° 15.

Vu la loi du 11 Juin 1898 sur le code rural, (livre III, titre 1er sur la police sanitaire des animaux) et le décret d'administration publique qui la régit, du 6 octobre 1904.

Vu les articles 3 et 4 du décret du 1er Août 1864.

Vu la loi du 8 Janvier 1905 et le Décret d'administration publique du 24 Août 1908.

Vu les articles 88-91-94-97 de la loi du 5 Avril 1884.

Vu la circulaire de M. le Ministre de l'Agriculture du 1er Décembre 1908.

Vu les délibérations du Conseil Municipal en date du 17 Avril 1909, fixant la taxe d'abatage des animaux sacrifiés à l'abattoir de la Ville et du 28 Juin suivant fixant la taxe de visite et de poinçonnage des viandes foraines.

ARRÊTE :

Article 1er

L'abatage des taureaux, bœufs, vaches, veaux, chèvres, moutons, chevaux, ânes, mulets, chevreaux et porcs destinés à la consommation publique ne peut avoir lieu qu'à l'abattoir existant à Vaucouleurs. Toutes les tueries particulières existant sur le territoire de la Ville, sont et demeurent supprimées de plein droit, par application de l'article 2 de la loi du 8 janvier 1905.

Toutefois les propriétaires et les particuliers qui élèvent des porcs pour la consommation de leur maison, conservent la faculté de les abattre chez eux, pourvu que ce soit dans un lieu clos et séparé de la voie publique, et en se conformant au Règlement de police municipale.

En principe, tous les animaux amenés à l'abattoir doivent être debout, et en état de marcher. Néanmoins si pour une cause de maladie subite ou d'accident, un animal était amené en voiture et couché, son entrée à l'abattoir ne pourrait avoir lieu qu'en vertu d'une autorisation spéciale du Maire, délivrée après avis du Vétérinaire inspecteur du service qui aurait à visiter l'animal en vie, aux frais du propriétaire ou du boucher. De même que si pour un cas fortuit et tout à fait exceptionnel, il arrivait qu'un animal introduit ou existant sur le territoire de Vaucouleurs dût être abattu hors de l'abattoir, cet abatage ne pourrait avoir lieu qu'en vertu qu'une autorisation spéciale du Maire, après avis du Vétérinaire-inspecteur du service, qui dans ce cas, aurait à visiter l'animal, avant et après l'abatage, aux frais du propriétaire ou du boucher.

Article 2.

Les animaux destinés à l'abatage, ne pourront stationner dans les rues adjacentes et aux abords de l abattoir, ils seront liés et entravés de manière à prévenir tous accidents, ils seront toujours conduits par un ou plusieurs bouchers ou garçons-bouchers.

Les abords de l'abattoir devront être maintenus propres par les soins du préposé.

Article 3.

Quand un animal aura été introduit dans l'abattoir, les portes en seront immédiatement fermées, aucune personne étrangère au service ne pourra y rester ; l'animal sera abattu sans aucun retard et sans pouvoir séjourner dans l'abattoir, ni y rester attaché.

Article 4.

Les places de l'abattoir seront occupées successivement, suivant l'ordre d'arrivée. Toute bête abattue devra être enlevée dans un délai maximum de vingt-quatre heures.

Article 5.

Il est défendu d'introduire aucun chien dans l'abattoir.

Article 6.

Il est défendu à toute personne de fumer et de jouer dans l'abattoir. Nul ne pourra s'y introduire pendant la nuit.

Article 7.

L'abattoir sera ouvert aux heures ci-après :

De 5 heures du matin à 7 heures du soir du 1er Avril au 30 Septembre.

De 7 heures du matin à 4 heures et demie du soir du 1er Octobre au 31 Mars.

Il sera fermé à 9 heures du matin le Dimanche et les jours fériés, et tous les jours de midi à 1 heure du soir.

En dehors de ce temps une autorisation spéciale du Maire sera nécessaire pour abattre ou pour pénétrer dans l'abattoir.

Le préposé ne devra jamais livrer les clefs aux bouchers, charcutiers ni à d'autres, sous quelque prétexte que ce soit.

Nul ne devra pénétrer dans l'abattoir en dehors des heures d'ouverture et de fermeture ci-dessus fixées. Le préposé est seul chargé du soin de l'ouverture et de la fermeture des portes ; il demeure responsable des clefs qu'il ne devra livrer à personne sous prétexte que ce soit.

Article 8.

Le propriétaire d'un animal et le boucher ou autre personne qui l'aura conduit et abattu, demeureront pécuniairement responsables des suites de tout accident qui surviendrait par défaut de précautions suffisantes.

Les bouchers et leurs employés le seront également de toute dégradation commise ou des accidents arrivés aux batiments et ustensiles de l'établissement pendant qu'ils étaient employés à leur service, et sauf leur recours contre les auteurs des dites dégradations.

Les patrons sont responsables des actes de leurs ouvriers, garçons ou employés.

Article 9.

Toute personne qui voudra s'établir boucher ou charcutier à Vaucouleurs, devra au préalable, faire à la Mairie, une déclaration contenant ses nom et prénoms et la désignation du local où elle se propose d'exercer son commerce.

Article 10.

Le pavé, les seaux, baquets et autres ustensiles de service, seront lavés et nettoyés par les soins de celui qui aura abattu, aussitôt après l'abatage de manière qu'il ne reste dans l'abattoir ni sang, ni ordures et que tout soit dans le plus grand état de propreté.

Les suifs, dégras et autres débris ne pourront séjourner dans l'abattoir.

Article 11.

Les animaux amenés à l'abattoir y seront visités, avant et après l'abatage par le Vétérinaire-inspecteur de service.

Ceux d'entre eux qui seraient en mauvais état ou malades, et reconnus incapables à ce premier examen de fournir une viande saine et de bonne qualité, seront renvoyés de l'abattoir et remis à leur propriétaire. Dans le cas où ils présenteraient des symptômes de maladies contagieuses, ils feront l'objet d'une déclaration, qui sera faite à la Mairie, à la diligence du service d'inspection, soit par le Vétérinaire-inspecteur, soit par le préposé, soit par le propriétaire ou le boucher.

Art. 12.

Le boucher ou le propriétaire de l'animal abattu devra faire enlever immédiatement tous les débris, tels que : estomac, intestins, parcelles d'organes ou de graisse qui ne s'incorporent pas au fumier. L'estomac et les intestins devront être au préalable complètement vidés et nettoyés.

Il est interdit de jeter ou laisser tomber dans le canal autre chose que le sang et l'eau.

Défense est faite également de se servir de l'eau du canal pour faire tremper ou dégorger les intestins et autres débris destinés à l'alimentation.

Article 13.

Lorsque l'animal abattu est une femelle en état de gestation (femelle pleine), le boucher sera tenu de faire enfouir sur le champ le fœtus qui aura été préalablement et par les soins du service d'inspection, tailladé et dénaturé par un arrosage de crésyl ou de pétrole.

Article 14.

Les débris et les vidanges seront enlevés tous les jours par les soins et aux frais de la Ville.

Défense est faite d'en répandre dans les rues et chemins et dans le canal.

Article 15.

Les bouchers, charcutiers et tripiers se pourvoieront de cordages, tinettes, étaux, seaux,baquets, brouettes et autres ustensiles nécessaires à l'exercice de leur profession, autres que ceux placés par la Ville à perpétuelle demeure et pour le service de l'établissement, ils les tiendront constamment, ainsi que ceux ci-dessus, dans le plus grand état de propreté.

Article 16.

Les étaux particuliers que les bouchers et charcutiers de la Ville ont à leur domicile doivent être convenablement disposés et appropriés suivant les règles de la salubrité et de la propreté ; les étalages en dehors des boutiques sont interdits, à l'exclusion de ceux établis sur les foires et marchés.

Article 17.

Il est enjoint de bien saigner les animaux afin que la viande ne soit pas altérée par le sang qui pourrait y séjourner.

Le préposé devra veiller à ce qu'aucun des animaux conduits à l'abattoir n'éprouve de souffrance inutile, soit dans la conduite, soit dans l'abatage.

Les bouchers et charcutiers ne devront procéder à l'habillage et à la préparation des animaux qu'après que toute réaction vitale a cessé et après s'être bien assurés de la mort des sujets sacrifiés.

Article 18.

Il est expressément interdit aux abatteurs de porcs, ainsi qu'à tous autres individus employés à l'abattoir sous quelque prétexte que ce soit, de s'approprier aucune partie quelconque de ces animaux, et notamment entre autres, la saignée, les oreilles et la queue, sous peine d'être expulsés de l'établissement et en outre déférés au tribunal compétent.

Pour mieux assurer l'exécution de cette disposition, les individus dont il s'agit, ne pourront s'introduire dans l'abattoir pourvus de sacs et de paniers.

Article 19.

Les viandes provenant d'animaux sacrifiés en dehors des limites du territoire de la Ville (viandes foraines) ne pourront être mises en vente qu'après avoir été examinées à l'abattoir et revêtues de l'estampille et devront conformément à l'article 5 de la loi du 8 Janvier 1905, acquitter la taxe de **un centime par kilogramme** chiffre fixé par délibération du Conseil Municipal en date du 28 juin 1909.

Article 20.

Après l'abatage, les animaux devront être visités par l'Inspecteur qui s'assurera de l'état sanitaire des viandes et issues. Les viscères des animaux seront gardés à proximité et dans un ordre déterminé, sauf les poumons qui resteront adhérents par leurs attaches en position naturelle jusqu'au passage de l'Inspecteur.

Il est interdit de faire disparaître de ces organes les traces de lésions et de procéder à aucun grattage.

Le foie, la rate et le fiel seront déposés à côté de leurs attaches naturelles.

Les viandes ou issues reconnues impropres à la consommation pour quelque motif que ce soit, seront par les soins du service d'inspection, tailladées et dénaturées par un arrosage de crésyl ou de pétrole et détruites par incinération ou enfouissement, sous la surveillance de l'autorité municipale, le tout à la diligence et aux frais du propriétaire de l'animal qui fait l'objet de la saisie.

Si le nécessaire n'est pas fait dans un délai de 24 heures par le propriétaire ou son représentant, le travail sera exécuté par les soins des agents municipaux et aux frais de ce propriétaire.

Les cuirs, pieds et cornes provenant d'animaux saisis pourront être remis au propriétaire après désinfection, si l'Inspecteur en décide ainsi. Il est interdit à toute personne autre que l'Inspecteur de procéder à aucun prélèvement sur les viandes ou organes saisis ou consignés provisoirement.

Article 21.

Toutes les saisies, qu'elles soient partielles ou totales, seront consignées par le Vétérinaire-inspecteur sur registre spécial, avec l'indication du motif, de la quantité de la viande saisie, du nom et du domicile du propriétaire de l'animal. Qu'il y ait saisie ou non, tout symptôme ou toute lésion se rattachant à une maladie contagieuse, doit faire l'objet d'une déclaration légale à la Mairie, avec l'indication aussi exacte que possible de la provenance de l'animal.

Cette déclaration sera faite à la diligence du service d'inspection, soit par le Vétérinaire-inspecteur, soit par le préposé, soit par le propriétaire ou le boucher.

Les bouchers ou charcutiers ne pourront jamais se soustraire à l'obligation de renseigner aussi complètement qu'ils le pourront, l'autorité municipale, ou le service d'inspection, sur les origines de l'animal qui fait l'objet de la déclaration ci-dessus prescrite.

Il sera ensuite statué, s'il y a lieu, conformément aux prescriptions de l'article 31 de la loi du 21 Juin 1898 et des articles 1 et 101 du Décret du 6 Octobre 1904.

Article 22.

En cas de contestation, entre le Vétérinaire-inspecteur et le boucher, charcutier, ou propriétaire, le vétérinaire départemental, ou un vétérinaire-inspecteur d'abattoir public d'une autre localité que Vaucouleurs, sera appelé par le Maire en qualité d'arbitre pour statuer en dernier ressort, si l'intéressé y consent. Dans le cas contraire, un expert nommé par le Juge de Paix tranchera le différend.

Les frais d'arbitrage seront à la charge de la partie qui succombera.

Article 23.

Les viandes reconnues bonnes pour la consommation seront estampillées au moyen de la marque : (estampille à roulette)

INSPECTION SANITAIRE ABATTOIR DE VAUCOULEURS (Meuse)

Elles ne pourront être transportées en ville que recouvertes entièrement de linges blancs, très propres et munies de l'estampille. Tout quartier de viande qui serait exposé ou colporté en ville sans être revêtu de ce cachet, sera saisi et procès-verbal dressé contre le contrevenant.

Article 24.

La visite et l'estampillage seront effectués avec l'aide du préposé, par l'inspecteur de service de l'abattoir, tous les jours :

A 9 heures du matin et 5 heures du soir du 1er Avril au 1er Octobre.

A 11 heures du matin et 4 heures du soir du 1er Octobre au 1er Avril.

L'estampille sera immédiatement replacée dans une boîte spéciale fermant à clef où elle devra rester maintenue constamment sous la reponsabilité du vétérinaire de service.

Les visites demandées à l'inspecteur de service en dehors des heures fixées seront faites aux frais des bouchers et charcutiers intéressés.

Article 25.

Des visites fréquentes seront faites dans les boucheries et charcuteries, afin de constater l'état des viandes livrées à la consommation.

Article 26.

Il sera payé pour droit d'abatage et d'occupation et droit d'inspection dans l'abattoir :

Un centime cinq millimes par kilogramme de viande nette.

Délibération du Conseil Municipal du 17 Avril 1909.

Article 27.

Le préposé de l'abattoir est chargé de constater jour par jour, sur un registre à souche paraphé par le Maire, le nombre et l'espèce des animaux abattus avec leur poids respectif et le nom des bouchers et charcutiers qui les auront fait abattre.

Un extrait récapitulatif de ce registre sera déposé chaque fin de mois à la Mairie.

Le préposé constate aussi toutes les contraventions au règlement de l'abattoir et en dresse des procès-verbaux, qui seront remis par lui à la Mairie, à l'effet de faire exercer les poursuites convenables ; il est commissionné à cet effet par le Maire, prête serment en justice avant d'entrer en fonctions et se conforme aux ordres et instructions qui lui sont données par le Maire et le Vétérinaire-inspecteur de service. Son traitement est fixé par le Conseil Municipal et porté au Budget des dépenses communales.

Le dit préposé aura droit à une indemnité de **un franc** pour les cas d'abatage et de visite en dehors des heures réglementaires fixées au présent.

Article 28.

Le ou les Vétérinaires nommés par le Maire sont chargés du service de l'abattoir en ce qui concerne l'inspection telle qu'elle est fixée par le présent règlement, ainsi que la visite des étaux des bouchers et charcutiers, tant en ville, que sur les foires et marchés, afin d'assurer l'exécution de toutes les dispositions qui précèdent, en tant qu'elles prescrivent les mesures sanitaires.

Le gardien de l'abattoir devra prêter son concours au Vétérinaire-inspecteur, toutes les fois qu'il en sera requis dans le service de l'établissement.

Article 29.

Les agents du service sanitaire de l'Etat et le Vétérinaire départemental auront le libre accès dans les abattoirs pendant les heures d'ouverture.

Article 30.

Toutes contraventions aux dispositions du présent règlement seront constatées et poursuivies conformément aux lois devant les tribunaux compétents sans préjudice de l'expulsion du contrevenant et de l'action en dommages-intérêts qui pourrait être encourue.

Ces contraventions pourront être relevées soit par le Préposé-gardien de l'abattoir ou les Gardes champêtres.

Article 31.

Le présent règlement sera affiché dans l'abattoir municipal et publiè, partout où besoin sera, il sera également affiché dans chacun des étaux des bouchers et charcutiers.

Il en sera après approbation préfectorale adressé des exemplaires à MM. les Maires des communes voisines avec invitation à les faire publier dans l'intérêt de leurs administrés.

Article 32.

Toutes les dispositions antérieures concernant l'abattoir et la boucherie sont rapportées.

Fait à Vaucouleurs, le 29 Juin 1909.

Le Maire,

MARVILLET.

Vu et approuvé pour exécution immédiate.

Bar-le-Duc, le 13 Juillet 1909.

Le Préfet de la Meuse,

AUBERT.

Le Maire de la Ville de Vaucouleurs, certifie que le présent règlement a été transcrit sur le Registre des Actes de la Mairie, publié à son de caisse et affiché aux lieux accoutumés.

Ce jourd'hui 16 Juillet 1909.

Le Maire,

Signé : **MARVILLET.**

Pour copie conforme :

Le Maire de Vaucouleurs,

MARVILLET.

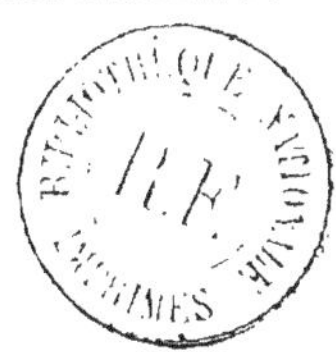

Imp. Tocquard, Neufchâteau

BIBLIOTHEQUE NATIONALE DE FRANCE
3 7531 04114214 3